AF501172

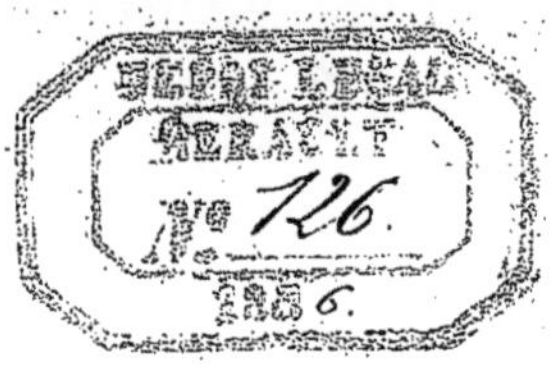

DE

L'AUTORITÉ EN MÉDECINE.

DE

L'AUTORITÉ

EN MÉDECINE.

PREMIÈRE LEÇON

DU

COURS

DE PATHOLOGIE ET THÉRAPEUTIQUE GÉNÉRALES

(Semestre d'été 1856),

PAR M. LE PROFESSEUR JAUMES.

MONTPELLIER,

J.-A. DUMAS, IMPRIMEUR,

place de l'Observatoire, 5.

1856

Extrait de la REVUE THÉRAPEUTIQUE DU MIDI,
numéros des 15 et 30 mai 1856.

DE

L'AUTORITÉ

EN MÉDECINE.

Messieurs,

Le libre examen, mal compris, a détruit en médecine tout frein, toute entrave. Échappé à la règle et ne sachant pas se modérer, il a dépassé sa limite et commis de graves abus. J'essaye aujourd'hui de le ramener à lui-même, et désire vous mettre en garde contre les dangereux appels à l'émancipation absolue qui vous sont incessamment adressés.

Le libre examen *sérieux* n'a jamais fait divorce avec l'autorité. De son aveu, il en cherche une pour s'y soumettre, celle du vrai. Qu'il le sache ou non, il part forcément d'une autorité. On n'apprend une chose nouvelle qu'en vertu de ce qu'on sait déjà; donc, au moins, une idée nécessaire a été le commencement de nos connaissances; et qu'est-ce qu'une idée nécessaire, sinon une autorité qui s'impose?

Le libre examen ne peut être l'esprit allant capricieusement à l'aventure. L'autorité le gouverne à son premier pas; découvrir l'autorité est son but. Ainsi pressé par l'autorité derrière lui, devant lui, il aurait mauvaise grâce à la nier.

J'ai tenu tout d'abord à constater ce fait; une autre réflexion vient naturellement après.

Celui-là seul a le droit de chercher librement, qui possède les moyens, connaît la voie, est capable d'apprécier par lui-même les résultats obtenus.

Cela étant, je demande ce que valent les innombrables prétentions en ce genre qui surgissent de tout côté.

Que voyons-nous, en effet? Un personnel médical considérable, prodigieusement varié, sous le rapport de l'instruction, de la trempe, de la portée des intelligences, dont chaque membre, prétextant l'égalité du titre, s'arroge mêmes priviléges, révise nos idées, supprime, ajoute, modifie de par lui seul.

Le mal est plus grand encore. Le bruit de nos dissensions intestines a retenti au dehors. L'étranger est intervenu comme arbitre: incompétence flagrante, qui pourtant n'a pas fait scandale à cause de la complicité du public, trop intéressé à nos débats pour rester indifférent. Voilà comment la manie de légiférer en médecine s'est répandue partout. Des raisons analogues se retrouvant en politique, en religion, les choses s'y sont passées de même. Le libre examen, appliqué à ces trois ordres de connaissances avec un dérèglement aussi naïf, a dû commettre bien des fautes, suivies des conséquences les plus funestes.

La liberté, sachez-le bien, est inhabile à rien produire par elle-même. Elle est, pour l'esprit humain, une condition d'action favorable ou défavorable, selon qu'il en use convenablement ou non. Elle doit être toujours employée au service de la raison. On est libre quand on peut, sans entraves, chercher la raison, la reconnaître et exécuter ce qu'elle commande.

Cela se fait de deux manières: ou bien nous possédons nous-mêmes toutes les lumières désirables et nous sommes, autant que qui que ce soit, capables de trouver la vérité ; ou bien nous sommes insuffisants, et alors il faut adopter l'avis de celui ou de ceux qui sont éclairés.

Ce second cas se rencontre souvent. La briéveté de notre vie (*ars longa, vita brevis*), la capacité restreinte de notre intelligence, nous empêchent de voir ou de comprendre une foule de choses à l'égard desquelles nous devons nous fier à de plus heureux, à de plus instruits que nous. Cette nécessité d'accepter l'autorité d'autrui, là où nous n'en avons point, est la discipline. L'intérêt d'être conduit est, dans un grand nombre de circonstances, de beaucoup plus pressant que celui de pouvoir faire à sa guise. Sans discipline, toute société est impossible.

La discipline est également indispensable dans les sciences, surtout en médecine, science si vaste, si variée, qu'une seule de ses parties suffit pour occuper l'activité entière d'une existence vouée au travail.

La médecine a donc plus besoin qu'aucune autre d'avoir un fonds acquis et accepté d'idées générales, gouvernant ses membres et les faisant fonctionner pour un but commun. Je la compare au corps vivant, sujet de son étude. Supprimez, dans les organes de ce corps, la hiérarchie, le consensus, et il vous restera bientôt un cadavre.

La vie et la durée ne sont donc possibles que sous la sauvegarde d'un pouvoir disciplinaire.

Où est le nôtre ? à quels signes en reconnaîtrons-nous la légitimité ?

Je signalerai, entre autres, les caractères suivants :

Ce pouvoir doit être compétent, c'est-à-dire émaner d'hommes à qui des études spéciales ont donné droit de suffrage.

Il doit être l'expression de la plus haute raison médicale. Nous reconnaissons cette dernière à ceci, qu'elle a été trouvée par des génies universellement reconnus, et adoptée par la généralité des médecins.

Il doit avoir subi le contrôle de l'expérience et posséder la consécration du temps.

Évidemment on ne peut avoir de l'autorité chez nous si l'on n'est pas médecin. Les faits médicaux sont tellement distincts de tous les autres, que rien ne dispense d'en faire une étude approfondie, quelque supériorité qu'on ait d'ailleurs. Quand M. Cousin (1) exalte la doctrine physiologique de Haller et de Bichat, aux dépens de celle qui existait auparavant, cet éloge et cette critique n'ont aucune valeur. M. Paul de Remusat est amené, après un long travail sur Hippocrate (2), à proclamer la supériorité de l'école de Gnide sur celle de Cos. En conséquence, il place l'enseignement parisien bien au-dessus de celui de Montpellier, parce que le premier est gnidien et que nous sommes restés hippocratiques. Cela ne doit émouvoir personne, pas même Paris, si cruellement maltraité par son imprudent ami.

Ces exemples, pris certes en haut lieu, montrent ce que vaut pour nous l'intervention étrangère. Personne n'y gagne, pas même le parti qu'elle adopte. Elle est donc, de tout point, mauvaise. Le bon sens vulgaire défend de se mêler des choses qu'on ne connaît pas.

L'autorité que nous cherchons doit être indigène; mais tous les médecins sont-ils aptes à la fournir? Nous pouvons, sans hésitation, éliminer les esprits médiocres, et, dans un corps aussi considérable que le nôtre, il doit y en avoir beaucoup.

Restent les hommes élevés par leurs talents, et sur lesquels la renommée appelle l'attention. Tous ceux-ci, il s'en faut, ne sont pas compétents en matière de législation médicale.

Et d'abord, ceux qui nient l'existence de cette législation. Ces médecins, prenant à la lettre le mot : *Ars medica tota in observationibus*, consacrent leur temps à recueillir, à raconter, à aligner des faits. La science ne se compose pas de faits particuliers : c'est un ensemble de dogmes déduits d'un principe et vérifiés par l'expérience. En ne voulant pas s'élever à ces notions synthétiques, on renonce à exercer l'autorité législative.

(1) *Cours de l'histoire de la philosophie au XVIIIe siècle*, pag. 20.
(2) *Revue des Deux Mondes*, 1er août 1855.

Cette élimination simplifie notre tâche, mais ne fait pas disparaître toutes les difficultés. Il reste encore un grand nombre de médecins qui, voués à la synthèse-science, ont fourni des établissements fort différents les uns des autres, et pouvant nous embarrasser au moment de faire notre choix.

Les autres conditions exigées pour le signalement d'une autorité disciplinaire digne de confiance vont nous tirer d'embarras. Cette autorité, ai-je dit, doit avoir pour elle l'auréole de grands noms, la sanction de l'expérience et de la durée.

Le temps seul permet d'apprécier la valeur d'un code quelconque. Si, parmi les dogmes proposés, il en est qui sont éprouvés par une longue pratique, nous devons les préférer.

Chaque fondateur d'une théorie médicale, je le sais, s'appuie sur l'expérience, invoque la sienne et celle de ses amis; mais, en la supposant exacte — et quelle concession! — dois-je hésiter entre cette expérience éphémère et l'expérience de tous les lieux, de tous les âges? S'il y a contradiction entre elles, mon choix n'est pas douteux.

Que sera-ce si, après avoir cherché, je rencontre un établissement d'une origine ancienne, et qui, sans interruption, a obtenu, toujours et partout, l'adhésion, l'admiration de l'immense majorité des esprits d'élite. C'est là, ce semble, un argument capable d'impressionner l'opposition la plus outrecuidante, la plus rebelle.

La vérité a le privilége exclusif de la durée. C'est ce qui la distingue de l'opinion, dont le règne est accidentel et passager. L'idée qui résiste à toutes les révolutions, à toutes les attaques, n'a rien de factice; elle doit avoir été prise dans la nature des choses et exprimer réellement cette nature. Les hommes supérieurs s'attachent à elle, entraînés instinctivement vers le vrai, ou parce qu'ils en ont expérimentalement vérifié la justesse.

Quand un dogme se présente ainsi, appuyé sur le double suffrage du temps et du génie, on peut le considérer comme l'équivalent de la vérité. Nous devons l'accueillir avec respect. Cette déférence coûte parfois à notre amour-propre; c'est pour cela que nous voyons tant de révoltes. Elles sont insensées, convenez-en.

Qu'est, en effet, notre intelligence, réduite à son propre fonds? En nous contemplant ainsi dépouillés, nous serions effrayés du spectacle de notre misère, et l'orgueil, qui nous fait commettre tant de fautes, nous apparaîtrait ce qu'il est en réalité, une déplorable folie.

Il ne suffit pas d'admettre qu'un grand nombre de nos connaissances ne viennent pas de nous; il faut aussi savoir à qui nous les devons. Les sciences ayant l'homme pour sujet ont été constituées bien longtemps avant celles qui s'occupent du monde extérieur. Ce fait s'explique très-bien, si l'on considère qu'elles nous intéressent le plus, et qu'en définitive toute notion scientifique a sa véritable origine dans celle que nous avons de nous-même. L'idée de *cause*, de *force*, l'*alpha* et l'*oméga* de toute science, est une idée venant nécessairement de l'étude de la cause, de la force que nous sommes. C'est pour cela que la sagesse antique avait donné au mot si profond : *Connais-toi toi-même*, une consécration religieuse. La science de l'homme a donc précédé toutes les autres : de là l'immense importance du passé quand il s'agit de philosophie, de politique, d'esthétique.

Il est impossible d'être philosophe, homme d'État, poëte, artiste, sans avoir, directement ou par intermédiaire, communiqué avec l'antiquité, sans être empreint de ses pensées. L'influence de l'antiquité, en ce genre, est tellement passée dans nos mœurs, que le plus rebelle la subit involontairement et malgré lui.

Pour les mêmes raisons, il en est ainsi de la médecine. La médecine, cette seconde réponse au *Connais-toi toi-même*, a dû se former de bonne heure; elle est tellement rivée à son lointain passé, qu'il est impossible de l'en séparer. Les grands médecins anciens sont pour nous ce que Platon, Aristote sont pour la philosophie; Homère, Virgile pour la poésie, etc.

Naguère un journaliste parisien appliquait à Hippocrate les vers suivants d'André Chénier :

Trois mille ans ont passé sur les cendres d'Homère,
Et depuis trois mille ans Homère, respecté,
Est jeune encor de gloire et d'immortalité.

Plus heureuse que la poésie, la médecine trouve dans Hippocrate non-seulement un exemple à suivre, mais encore un législateur dont les préceptes, vérifiés par une expérience séculaire et affirmés par l'adhésion d'une longue série de grands hommes, sont, eux aussi, jeunes encore et immortels.

Après vous avoir démontré l'indispensable nécessité d'une discipline, j'ai signalé la bonne, à des traits, ce semble, suffisamment éclatants.

Il me sera maintenant aisé d'établir que nier l'autorité en médecine, c'est nier la tradition, la foi; ce qui vous surprendra peut-être, c'est nier aussi la liberté. Otez à la médecine tradition, foi, liberté, et elle perd tous ses titres à la confiance. C'est donc là une question vitale. Sommes-nous, ou non, quelque chose de sérieux? En définitive, il faut répondre à cela.

Dire que la tradition périt avec l'autorité, c'est me répéter sous une autre forme. La tradition est le lien qui nous unit à l'autorité, qui la continue en la confirmant. Sans autorité, à quoi bon la tradition? Autorité, tradition, se supposent réciproquement, sont inséparables.

Les faits restent, dit-on; mais une agglomération de faits ne constitue une science pas plus que des pierres éparses sur le sol ne sont une maison. De deux choses l'une : l'édification de l'établissement médical est facile ou difficile. Si facile, comment se fait-il que tant de grands esprits qui nous ont précédés aient échoué dans cette entreprise? Si elle est difficile, comment oserons-nous essayer séparément ce que n'a pu un labeur séculaire et collectif? Pourquoi serions-nous plus heureux qu'Hippocrate, Celse, Galien, Fernel, Baillou, Barthez, etc.? Que voulez-vous que je pense d'une science qui se cherche depuis si longtemps sans pouvoir se trouver? A qui fera-t-on croire que le temps présent a été prédestiné pour cette grande découverte?

La médecine baisse dans l'opinion des gens éclairés. Je le crois bien, lorsque des paroles comme celles que je vais répéter retentissent à Paris, en pleine Académie, sortant de la bouche d'un médecin, d'un professeur en renom.

« La science est jeune, oui, très-jeune. Les anciens sont des enfants. L'âge adulte est notre ère. Ce n'est que d'hier peut-être que la science a revêtu la robe virile. C'est à nous de mettre l'observation à la place des fables traditionnelles, de faire la science grande et sérieuse; c'est à nous de purger les écuries d'Augias. »

Si j'avais le malheur de penser comme ce professeur, le rouge me monterait au front à l'idée que j'ai pu accepter la mission d'enseigner une science pareille.

Sans doute il est de bonne foi, il croit fermement posséder cette vérité qui glisse entre nos doigts depuis plus de deux mille ans. Mais, en reniant l'autorité du passé, ne détruit-il pas la sienne? Si le passé, qui a de si grands avantages sur lui sous le rapport du génie, de la réflexion profonde, du travail expérimental, a été constamment halluciné, je ne vois pas pourquoi le professeur dont je parle ne le serait pas à son tour. Le plus prudent alors est de ne se fier à personne, pas même à soi, et de devenir sceptique.

Le scepticisme médical, comme les scepticismes religieux, politique, philosophique, est la conséquence naturelle de la négation de l'autorité.

Jamais le scepticisme n'a été répandu comme aujourd'hui; c'est la maladie de notre époque (1). Triste maladie qui nous montre les esprits énervés, convaincus de leur impuissance à connaître les choses qui les touchent de près, et décidés à ne pas faire le moindre effort pour en sortir. Mais il y a toujours une affirmation restant après ce naufrage : c'est l'affirmation du moi, qui s'aime, veut son plaisir et sa durée. Du scepticisme on est entraîné vers l'*égoïsme*. Plusieurs ont descendu cette pente logique, au bas de laquelle l'habileté prend la place de la morale. Détournons la tête à ce spectacle : nous sommes dans des régions infimes, abjectes. Combien de médecins, victimes du scepticisme, ont été poussés jusque-là, au grand scandale de la profession.

Je dois vous signaler un autre scepticisme, cette fois erreur

---

(1) Voir l'excellente leçon : *Du scepticisme en médecine*, prononcée à la clinique de Lyon, par le professeur Francis Devay.

de l'esprit, et produit aussi par l'oubli de la discipline : c'est le *scepticisme thérapeutique.*

Dans l'école d'Hippocrate, la maladie, pratiquement considérée, est, comme la santé, un état qu'il faut étudier expérimentalement dans ses rapports avec les choses qui peuvent être utiles ou nuisibles au sujet. Ce dogme embrasse la pathologie entière ; il laisse toutes les issues ouvertes pour parvenir à la connaissance des indications et des moyens de remplir ces indications. Ainsi se constitue la thérapeutique, sans laquelle l'immense appareil de notre science ne servirait à rien.

La médecine appelée moderne a changé cela. Qu'a-t-elle mis en place ? Elle a dit : *La maladie est une lésion d'organe.* Suivez la conséquence. La lésion des organes étant la partie éminente, essentielle, de la pathologie, c'est elle qui fournit les principales indications. Remarquez combien, par cette vue, le champ de la thérapeutique est rétréci. Jadis tout ce qui, de près ou de loin, appartient à la maladie, la lésion anatomique comprise, pouvait servir à en déterminer les caractères, et, par là, les indications et le remède. Maintenant le côté matériel prime tout, c'est le seul par où l'on puisse vraiment s'éclairer. Que faire alors en présence des maladies dont l'élément anatomique est inappréciable ou secondaire ? Force nous est de recourir aux errements anciens, puisque le dogme qu'on veut leur substituer est inapplicable. Un dogme qui me fait de pareilles infidélités dans la pratique est jugé.

Je suppose la lésion d'organe signalée et définie ; voyons jusqu'à quel point nous pourrons en extraire l'indication et le remède. Soit une fluxion, une inflammation. Existe-t-il entre une fluxion, une inflammation, et l'indication, des rapports tels que je puisse de la lésion conclure à sa thérapeutique ? L'expérience m'apprend que, selon les cas, je guéris des fluxions, des inflammations, avec des antiphlogistiques, des toniques, des antispasmodiques, des fébrifuges, des antisyphilitiques, etc., avec les agents les plus variés, les plus contraires. Toutes les fluxions, toutes les inflammations, bien qu'elles me paraissent anatomiquement semblables, sont donc loin d'être identiques. Il y a entre elles une différence que l'anatomie ne me révèle pas, et qu'il faut chercher dans les autres parties constitutives de la maladie.

La lésion d'organe est donc insuffisante, trompeuse, quand on la prend pour unique point de départ. C'est qu'effectivement, entre elle et son remède, l'observation n'a trouvé aucune relation constante. Il a bien fallu se rendre à l'évidence; et alors ceux qui, malgré cet avertissement, n'ont pas voulu retourner au précepte ancien et se sont obstinés à s'emprisonner dans l'horizon étroit de l'anatomie ont fait appel à l'empirisme. Mais l'empirisme, cette dernière ressource de la raison aux abois, ne pouvait se produire en plein dix-neuvième siècle, dans sa brutale nudité. On lui a donné une allure scientifique en le déguisant. Il est devenu le *numérisme*.

Vous connaissez le numérisme et ses dissolvantes contradictions. Vous savez que, empruntant aux mathématiques les motifs des actions curatives, il a transporté l'art de guérir en dehors de son sol naturel. La thérapeutique y devait mourir, et y est morte en effet.

Une médecine ainsi décapitée ne peut être reçue définitivement et sans appel. C'est tout au plus une croyance provisoire dont on se contente faute de mieux, un pis-aller. La foi est dès lors impossible dans l'esprit de l'élève, du praticien, du professeur. Il me paraît utile de vous donner quelques explications sur la foi, question inévitable à propos de l'autorité.

D'après une opinion généralement répandue, foi et raison s'excluent mutuellement. Si vous pensez ainsi, vous devez trouver étrange qu'en matière de science, là où la raison est seule admissible, j'invoque la nécessité de la foi. Ceci va s'éclaircir.

La difficulté de s'entendre vient de ce que l'on confond la foi qui va nous occuper avec d'autres espèces de foi :

Et d'abord, dans une sphère distincte par son élévation de toutes les autres, la foi religieuse; quand Dieu a parlé, il n'y a pas d'objection possible;

La foi qui inféode un homme à un autre par l'ascendant de l'habileté, de la puissance;

La foi qui se forme insensiblement, par imitation, dans le milieu moral où l'on a toujours vécu.

Ces cas nous montrent une influence supérieure à la raison et la dominant.

Si les croyants de ce genre n'ont jamais douté de la justesse de leurs convictions; si par nonchalance, défaut de loisir ou incapacité, ils n'ont sérieusement rien fait pour éclaircir ce doute, l'adhésion n'est pas délibérée. Rien, dans l'ordre des sciences, ne justifie une semblable soumission de l'esprit. La foi dont je vais parler ressemble aux autres par son mode d'agir, par ses caractères effectifs; toutefois elle en diffère par ses causes, ainsi que vous allez le voir.

C'est la foi libre, la foi scientifique.

Elle est la croyance raisonnée portée au plus haut degré, la conviction passée à l'état de quiétude, n'ayant plus besoin désormais de rechercher ses motifs. Lorsqu'une certitude est établie en nous de manière à persister sans qu'il soit nécessaire de recommencer, de corriger la série d'expériences, de réflexions qui nous y ont conduit; lorsque, devenue habitude, elle gouverne notre esprit au point de se faire obéir naturellement, sans effort, alors c'est la foi.

On a dit que cet état moral était de l'automatisme, que l'on ne pouvait l'accepter sans abdiquer son intelligence. L'objection, bien qu'elle ait obtenu un grand succès, ne supporte pas le moindre examen.

J'établis d'abord un fait d'une vérité éclatante: si, avant de parler ou d'agir en conformité d'une croyance, il fallait constamment revenir sur le travail à la suite duquel cette croyance a été primitivement adoptée, l'immense majorité de nos pensées, de nos actions, deviendrait impossible. Les nécessités de la vie nous placent dans des situations où le temps manque pour revoir nos preuves, éplucher nos motifs. A chaque instant, pour ainsi dire, nous faisons des choses qui jadis ont été raisonnées, mais qui depuis longtemps ne le sont pas. Poussés par une conviction que nous savons légitime, nous ne la discutons plus; nous nous y abandonnons avec confiance, et l'expérience journalière justifie cet abandon. La foi dans le cours des événements ordinaires est inévitable. L'homme qui n'obéirait pas à cet entraînement n'existe pas, ne peut pas exister.

Mais de ce qu'alors nous ne raisonnons pas notre conduite, s'ensuit-il qu'elle ne soit pas sensée ? Elle est sensée, au contraire, parce qu'elle repose sur un principe acquis par la raison et dont celle-ci est satisfaite. Ai-je tort, par exemple, d'éloigner sans réflexion ma main du feu ? Est-il nécessaire de recommencer à chaque fois l'expérience première et le raisonnement qui l'a suivie ? Non certes, ma certitude est acquise et inébranlable sur ce point ; je m'y confie aveuglément, sans crainte de me tromper, tant la conclusion a paru évidente. Je suis toutefois en mesure de retrouver mes motifs s'ils sont demandés et si j'ai le temps de les chercher. C'est un fil dont je néglige de suivre les détours, mais que je sens toujours sous la main et à l'aide duquel je remonte, à volonté, jusqu'au premier jugement qui justifie l'acte. Cette assurance maintient ma sécurité.

Pareillement, la foi scientifique, raisonnée dans son origine, ne se sépare jamais de ses preuves et se les rappelle au besoin.

On a donc bien tort de dire que cette foi implique l'abdication de la raison. Il est seulement vrai que l'homme, ne pouvant se passer de foi, y arrive de plusieurs manières, et cela est heureux.

Il croit sur le témoignage d'autrui des faits matériels qu'il pourrait voir, mais qu'il ne voit pas et ne verra jamais.

Tous les faits, toutes les démonstrations ne sont pas de l'ordre concret. Ce qui est intellectuel exige, pour être perçu et suivi, un esprit convenablement exercé, capable de s'abstraire, par l'attention concentrée à l'intérieur, des bruits et des distractions du dehors ; de s'écouter sentir, penser, de faire des raisonnements compliqués. Beaucoup d'hommes sont impropres à ce genre de travail.

Et pourtant il en sort des résultats d'une grande importance, qui nous intéressent au plus haut degré. Forcés de prendre un parti et incapables de nous déterminer par nous-mêmes, nous acceptons de confiance, la raison le veut, les décisions de ceux qui offrent le plus de garantie, et, de même que pour les faits sensibles nous adhérons à l'autorité des hommes qui ont vu, ainsi, pour les faits intellectuels, nous admettons sur la parole de l'autorité compétente des choses que notre esprit trop peu exercé ne peut atteindre. Nous sommes certains d'être dans le vrai, d'un côté comme de l'autre, si toutes les précautions commandées par la prudence ont été prises, condition que permet de remplir la simple culture donnée par une éducation libérale. Ce sont des motifs aussi puissants et également sensés qui me font croire à l'existence de la ville de Rome, où je ne suis jamais allé, et à la vérité de telle solution d'algèbre, dont mon insuffisance en mathématiques ne me permet pas de constater la justesse. Ma conviction est la même dans les deux cas.

Nous avons également en médecine l'autorité dans l'ordre sensible, l'autorité dans l'ordre des idées, chacune ayant droit à l'obéissance. La première, parfaitement intelligible de sa nature, ne soulève aucune répugnance et est acceptée d'une seule façon.

La seconde n'est pas à la portée de tous; de là les obscurités qui la font souvent méconnaître. Il y a deux manières d'y adhérer, selon qu'elle est ou n'est pas comprise dans ses explications. Voici ces deux manières :

Mon adhésion est aussi éclairée que possible lorsque, à l'aide d'une conception juste de la vie et des effets de cette vie en acte, je suis la série des raisonnements que l'autorité me propose pour me faire adopter les vérités générales qui sont les lois de la médecine.

Prenons un exemple. Le système vivant, attaqué par des stimulus hostiles, résiste. Il cède parfois et guérit. Soit qu'il se maintienne sain, soit qu'il retourne à la santé, c'est lui qui est l'auteur des opérations par lesquelles il se conserve ainsi.

Les observations où je vois le mal l'emporter et triompher n'impliquent pas contradiction et ne m'embarrassent pas. La vie faisant la maladie, pourquoi ne saurait-elle la défaire? L'un n'est pas plus difficile que l'autre. Les deux se conçoivent également. Les procédés diffèrent (moins qu'on ne pense) ; en tout cas, ce sont des faits de même ordre et marqués du cachet caractéristique que la force vitale seule imprime à ses opérations.

Cette dualité d'action dans une force unique n'est pas une conclusion nouvelle, isolée, étrange. L'âme tend au bien, au mal, et nous donne un pareil spectacle.

Dans le monde physique, les forces sont susceptibles de donner des résultats contraires. Les corps sont tour à tour échauffés, refroidis, attirés, repoussés, etc.

Je ne suis donc nullement surpris en retrouvant des choses analogues dans l'être physiologique. Mon étonnement serait, au contraire, de ne pas les y rencontrer.

L'autorité ayant ainsi éclairé mon intelligence, je sais aussi bien qu'elle-même que les dogmes suivants sont vrais, et pourquoi ils sont vrais :

« Le corps vivant est doué d'une faculté médicatrice. »

Et, comme corollaire pratique :

« Le traitement des maladies consiste à faire naître les circonstances favorables à l'exercice de cette faculté. »

Mais il se peut que nous ne puissions pas aborder ces hautes discussions. Alors, si nous sommes assez sages pour convenir de notre impuissance, nous renonçons prudemment à comprendre des raisonnements au-dessus de notre portée. Toutefois, le problème est capital ; l'art exige sa solution préalable. Il faut se décider. La raison dit de consulter la tradition, l'autorité. Celles-ci ont toujours proclamé hautement la faculté médicatrice. Ce dogme étant accepté de leurs mains, nous en trouvons la confirmation dans le témoignage de notre sens commun, nous en vérifions la justesse dans la pratique, et nous y avons foi, bien que nous soyons incapables d'en faire nous-même la démonstration didactique et de répondre aux attaques des dissidents.

Convenez-en avec moi, les motifs de la croyance diffèrent ; mais la conviction est la même dans celui qui croit sur parole, assuré que cette parole ne veut pas, ne peut pas le tromper, et dans celui qui croit parce qu'on lui a fait toucher ou comprendre.

L'esprit a besoin d'affirmation, comme le regard de lumière. Un penchant naturel nous porte à adhérer au témoignage jugé digne de confiance. Un grand nombre de vérités utiles nous viennent de cette manière, par la raison bien simple que nous ne pouvons pas tout voir par les yeux du corps, et que nous ne savons pas tout voir par l'œil de l'esprit. Supprimez ce penchant, et nous serons dépouillés du plus pur, du meilleur de notre bien. Chacun, méfiant vis-à-vis de ses semblables, s'isolera, sera réduit à ses propres forces. Plus de sympathies, plus de communauté dans les sentiments, les goûts, les pensées, le travail. On ne s'entendra sur rien, et la société sera renversée.

Ne vous figurez pas que cette foi sur parole, mais raisonnable, soit seulement le lot des intelligences faibles : elle s'impose aux mieux partagés, aux princes de la science. Chez eux, il y a toujours un côté par où, faute d'instruction, d'aptitude spéciale, faute de temps nécessaire, si vous voulez, ils sont impuissants à apprécier, à juger des choses qui pourtant leur sont indispensables.

Les sages acceptent cette nécessité sans hésitation. Leur qualité la plus précieuse est de savoir au juste ce qu'ils peuvent par eux-mêmes, ce qu'ils ne peuvent pas, et, en cas d'insuffisance personnelle, de chercher l'autorité pour s'y confier.

Cela est malheureusement rare. L'illusion qui nous fait outrepasser les bornes de notre capacité, et empêche de convenir de notre ignorance, est, au contraire, très-commune. L'esprit d'insubordination marche ordinairement de pair avec l'imperfection du jugement.

Il y a des esprits forts en médecine comme il y en a en religion. On les a nommés ainsi, malgré leur faiblesse, parce qu'ils font une espèce d'acte de vigueur en s'insurgeant contre le pouvoir légitime. Plus ce pouvoir est digne de respect, plus la révolte entraîne de périls, et plus l'audace de la désobéissance attire l'attention, paraît merveilleuse. Certains appellent cela triomphe de la raison sur les préjugés. Son véritable nom, c'est abaissement intellectuel, anarchie, délire de l'orgueil.

Si les hommes supérieurs sont obligés parfois de se montrer

petits et dociles comme un enfant, *à fortiori* ce rôle convient à ceux qui passent après eux. Pourtant, bien que le chiffre de la médiocrité soit assez élevé parmi nous, peu de confrères consentent à se tenir modestement au second rang.

Le scepticisme n'est pas la seule conséquence de ce mépris de l'autorité ; ajoutons-y la versatilité d'opinion. Malgré les apparences, ces vices sont frères ; ils apparaissent épidémiquement aux mêmes époques, et se remplacent l'un l'autre : celui-là consiste à ne rien affirmer, celui-ci donne son adhésion d'une manière irréfléchie et sans constance. L'incrédule n'a point de croyance ; le crédule a une croyance dépourvue des caractères essentiels de la foi scientifique. Zéro ou fausse monnaie, indigence des deux côtés.

Pourquoi le public aurait-il foi dans une médecine prouvant ainsi elle-même qu'elle en est dépourvue ? N'est-il pas excusable s'il nous préfère souvent les bohémiens de l'art de guérir ? Avis à ceux qui demandent des lois pour la destruction du charlatanisme. Le gouvernement peut très-bien leur répondre : *Medice, sana te ipsum.*

Le manque de foi a d'autres inconvénients : il attiédit le zèle, amoindrit notre force, et ne fait apporter au travail qu'une faible partie de nous-même.

Il suscite, dans les livres classiques, dans les chaires, de déplorables antagonismes, qui sont le plus grand obstacle aux succès de vos études.

Le manque de foi est incompatible avec la pratique. Le médecin qui, au lit du malade, n'a pas d'idées arrêtées sur la légitimité de son pouvoir, est logiquement condamné à l'inaction.

Quand l'artiste met la main à l'œuvre, il est assuré de la justesse de la pensée qu'il veut réaliser ; il s'y confie comme à un guide dont la fidélité est éprouvée, et qu'il peut suivre aveuglément. Toute son attention s'emploie désormais à exécuter convenablement. Absorbé par cette tâche, l'esprit se laisse aller, pour le reste, sans se rendre compte de ce qu'il fait, sans s'apercevoir du chemin parcouru, franchissant ainsi de longs intervalles avec la rapidité de l'instinct.

Cette opération intellectuelle, dont les détails échappent parce que nous ne pouvons pas, nous ne voulons pas nous en occuper, tant nous sommes certains d'être portés par le vrai, s'appelle *inspiration*. Point de foi, point d'inspiration; point d'inspiration, point d'action efficace. Mettez à la place de l'inspiration le raisonnement sagement lent et méthodique, le moment opportun fuira avant que nous ayons mis de l'ordre dans nos réflexions, et quand enfin nous nous déciderons à agir, il sera trop tard.

Le médecin qui, auprès de son client, sentirait le besoin de se prouver les vérités essentielles de son art, serait comme un soldat ouvrant avec lui-même, au commencement du combat, une discussion pour savoir jusqu'à quel point il peut se fier à ses armes, à son habileté. Il valait bien mieux rester à l'école jusqu'à acquisition de la confiance, de la foi, sans lesquelles rien ne se fait complétement et à propos.

L'influence du doute sur la science est également funeste. Les propositions d'une science sont, comme celles des mathématiques, enchaînées l'une à l'autre, formant un tout continu, se rattachant à des axiomes qui sont le commencement obligé de la chaîne. Si ces axiomes paraissent incertains, si les premiers théorèmes ne sont pas démontrés, le reste est pareillement inadmissible. La raison veut que vous n'alliez pas plus loin et que vous vous arrêtiez au principe, tant que sa vérité paraîtra contestable. En bonne logique, le sceptique doit s'endormir dans le vide, dans l'inertie, ou bien recommencer sans cesse. Le voilà, nouveau Sisyphe, condamné à rouler éternellement le même rocher qui retombe toujours. Évidemment, pour ceux qui sont atteints de cette maladie de l'esprit, la science est impossible. De toute nécessité, pour aller plus avant, il faut acquérir une certitude telle, qu'elle dispense d'y revenir désormais, et qu'on puisse s'en servir, pour l'acquisition d'autres vérités, comme d'un appui dont on dispose, sans avoir besoin d'en éprouver à nouveau la solidité. Cette confiance instinctive est la foi. Vous avez vu qu'elle est aussi indispensable en médecine que dans toutes les autres circonstances de la vie. Laissez dire les adversaires de la foi. Ainsi que tout le monde, ils sont soumis à son influence irrésistible; ils font à leurs heures des actes de foi, et la proclament ainsi de la façon la plus éclatante.

La foi fait donc partie nécessaire de notre être. Sans contredit, l'intelligence intervient dans sa formation, à des degrés divers, selon que nous admettons purement et simplement la chose qui en est l'objet, ou selon que nous la comprenons; mais la raison y préside toujours pleine et entière.

Parmi les motifs rationnels qui nous donnent la foi, il en est un dont nous ne pouvons pas nous passer, parce qu'il assure et complète les autres : c'est la conformité, l'accord de notre croyance avec celle des hommes compétents et haut placés dans l'estime publique. L'erreur ne dédaigne pas cet appui; seulement elle ne se montre pas difficile.

Au point où nous en sommes en médecine, science depuis si longtemps fouillée et tourmentée, il n'y a plus moyen d'inventer quoi que ce soit entièrement nouveau, en fait de dogmes premiers. La seule ressource qui reste aux réformateurs, c'est de rajeunir par la forme des idées déjà essayées et abandonnées. Tous les systèmes, même les plus modernes, ont une généalogie que l'on suit, à de longs intervalles, dans les bas-fonds de la science, et attestant une vieille origine. Ceux qui les publient en leur nom n'en sont que les pères putatifs. Le principe vient de plus haut, et ce principe est une autorité telle quelle.

Puisque l'histoire démontre l'impossibilité de marcher complétement seuls; puisque, même en se trompant, on ne peut pas se passer d'un soutien, exécutez-vous de bonne grâce; efforcez-vous de vous appuyer du bon côté, de trouver le milieu où sont les impulsions extérieures, les lumières à l'aide desquelles vous mènerez à bien le travail si important, si difficile, du choix d'une croyance destinée à devenir votre nature scientifique et le mobile de vos actions professionnelles.

La foi, remarquez-le, comprise et pratiquée comme je vous l'ai dit, suppose nécessairement la liberté. La foi est le produit d'un acte libre, puisque c'est le meilleur, le plus utile emploi de notre raison.

La liberté ne permet à personne de tout croire, de tout faire;

elle autorise seulement à penser, à agir justement : c'est la reconnaissance, le règlement des droits légitimes. La liberté implique donc une discipline, dans laquelle la voix de la raison est seule écoutée, et fixe la limite du vrai et du faux, du bien et du mal. Le despotisme est un pouvoir arbitraire qui se substitue à la raison, et parle faussement en son nom. Qu'il vienne d'un seul ou de la multitude, il n'en est pas moins funeste.

Dans notre association médicale, comme partout où règne l'ordre, inséparable de la liberté, chacun doit avoir ses priviléges déterminés d'après ses lumières et sa compétence. Aller au delà, prétendre décider des questions dont nous ne pouvons pas concevoir les premiers éléments, c'est usurper, c'est prendre les allures de la tyrannie.

Mais, dira-t-on, comment établir ce droit ? Après ce qui précède, la difficulté vous paraîtra médiocre.

Nous n'avons pas, nous ne pouvons pas avoir, comme en matière religieuse, un tribunal permanent dont l'autorité, représentant celle de Dieu, juge souverainement, et exclut de la communion des fidèles quiconque s'éloigne de la vérité dogmatique ; nous n'avons pas, comme en matière politique, un pouvoir consenti auquel est déléguée la force matérielle nécessaire pour assurer l'exécution de la loi.

Mais de ce qu'une autorité n'a pas de sanction pénale, de ce que ses arrêts n'ont leur effet que tout autant qu'ils sont acceptés par notre raison, s'ensuit-il qu'elle n'existe pas, qu'elle n'oblige pas ?

J'ai signalé cette autorité, j'ai dit les conditions qu'elle doit remplir, les traits auxquels on la reconnaît.

C'est l'autorité fondée par Hippocrate, et que la sagesse des siècles a confirmée, perfectionnée, transmise jusqu'à nous. Si cette autorité est légitime, il faut que la portion de vérité égarée dans les faux systèmes lui soit empruntée, et qu'ainsi ces systèmes, s'y rattachant par ce qu'ils ont de sensé, démontrent l'impossibilité de se passer d'elle ; il faut que toute découverte, toute acquisition apporte un nouveau témoignage en sa faveur. Ces conditions sont remplies dans leur entière exigence ; il serait aisé de le prouver. Pour ne parler que de l'anatomie pathologique et des localisations morbides, que les anciens connaissaient mal, vous verrez que ces notions trouvent leur place naturelle dans l'hippocratisme; que l'hippocratisme est, de toutes les doctrines, celle qui en détermine la valeur réelle, en tire le meilleur parti. Cela est tellement vrai, qu'en ce moment une foule de médecins, longtemps parqués dans l'anatomie pathologique, arrivent par elle, à l'aide d'interprétations de plus en plus épurées, jusqu'aux idées hippocratiques; et ce que font les anatomistes éclairés est imité par ceux de nos confrères qui s'occupent de la chimie, de la physique du corps vivant. En médecine, quel que soit le point de départ, quelque éloigné qu'on se trouve du principe où tout aboutit, la logique et l'impulsion des faits nous portent naturellement vers ce centre de notre gravitation intellectuelle. Cette loi est prouvée par les conversions dont les esprits justes, mais un temps déviés, nous donnent des exemples, et par les concessions inévitables de ceux qui restent réfractaires. Du reste, le chimisme, le physicisme, l'anatomisme le plus passionnés, le plus exaltés, ont de tout temps accordé une part volontaire ou involontaire au vitalisme. Aujourd'hui même, que le sentiment d'un magnifique progrès rend ces sciences plus sûres d'elles-mêmes et plus envahissantes, nous sommes frappés d'une circonstance significative au plus haut degré: c'est que tous ceux qui les appliquent à la physiologie revendiquent, sans exception, le titre de vitaliste, et se disent calomniés quand on le leur refuse. Ce sont là de puissants témoignages en faveur de la vérité pérenne, de l'autorité.

Ne croyez pas, ce reproche a été souvent articulé, qu'en se soumettant à l'autorité on doive s'endormir sur elle comme sur un oreiller favorable à la paresse. En acceptant le passé, on ne s'y mure pas; on laisse ouvertes toutes les portes de l'avenir. Qui donc a la meilleure vue sur l'avenir et se sent le plus attiré vers lui? N'est-ce pas le médecin qui, pouvant comparer notre actif avec notre passif, connaît exactement le lieu, l'étendue, la nature des imperfections de la science?

La permanence des dogmes n'est pas, il s'en faut, l'immobilité. Les dogmes n'apparaissent pas d'un coup avec tout le développement dont ils sont susceptibles. Sous l'influence d'une incubation, de soins appropriés, ils font comme les êtres vivants : naissent, croissent, changent de forme, et engendrent d'autres vérités. Mais ils ne meurent pas, et on les reconnaît toujours à leurs traits essentiels. Le propre d'une science bien faite est de pouvoir montrer les mêmes idées fondamentales derrière les changements qu'elle a subis pendant son évolution progressive. C'est ainsi que les dogmes hippocratiques sur la distinction des deux puissances, sur la nature médicatrice, les coctions, les crises, etc., quoique modifiés, agrandis, ont conservé leur identité.

Vous consulterez avec fruit, sur ce point, l'excellent ouvrage intitulé : *De la perpétuité de la médecine* (1). Jamais, ailleurs, les séculaires et vigoureuses racines qui fixent solidement au sol le vrai tronc médical n'ont été suivies avec tant de sagacité, mises à nu avec autant d'évidence ; jamais l'autorité, si brillamment personnifiée dans l'auteur de ce livre, ne s'est mieux démontrée et révélée à la raison.

Il y a donc un premier progrès, consistant dans l'élaboration, dans le perfectionnement des dogmes.

Un second et incessant travail a pour but la découverte de nouveaux faits et le signalement des variations que la santé, la maladie éprouvent dans le cours des siècles, en proportion de l'influence des lieux, des mœurs, des habitudes sociales. Il y a toujours lieu d'apprécier, d'utiliser ces faits, ces variations, à l'aide d'une application intelligente des dogmes, lesquels, s'ils sont justes, doivent, par leur souplesse, leur élasticité, s'accommoder avec la mobilité de la vie.

Ainsi le labeur imposé à notre siècle est d'étudier, à la clarté de nos idées mères, les natures et les formes morbides prédomi-

(1) *De la perpétuité de la médecine, ou de l'identité des principes fondamentaux de cette science, depuis son établissement jusqu'à présent*; par le professeur Lordat.

nant aujourd'hui; c'est, en outre, l'appréciation, la mise en valeur des contingents nombreux que la physique, la chimie, l'anatomie, la physiologie expérimentale apportent à l'anthropologie depuis quelques années.

La médecine moderne, sans la médecine ancienne, est une construction placée en dehors de ses fondements : elle ne peut rester debout.

La médecine ancienne, quand on s'obstine à ne pas y ajouter, est un monument bien assis et durable sans doute, mais incomplet dans certaines parties, et qui reste en arrière de plusieurs de nos nécessités présentes.

Il appartient aux générations nouvelles de trouver, d'utiliser les matériaux nécessaires à la continuation de l'édifice.

N'est-ce pas là une tâche assez grande pour tenir notre activité sans cesse en éveil et occupée? Et que pensez-vous maintenant de l'opinion qui condamne à l'immobilisme les partisans de la permanence des dogmes?

Je dis plus : le véritable progrès n'est possible qu'à la condition de cette permanence. Lorsqu'on a deux points fixes, le départ et l'arrivée, on sait si l'on avance et de combien. L'ordre dans le travail règle l'emploi des forces, les applique convenablement, et aucun effort n'est perdu.

N'est-ce pas s'exposer à consommer inutilement son activité que d'ignorer l'acquit d'une science, de recommencer des travaux déjà exécutés, et d'aborder l'inconnu par une route non frayée?

Leibnitz a dit justement : « Le progrès est surtout retardé parce que l'homme cherche souvent ce qu'il sait déjà, et ne sait pas ce qu'il cherche. » Réflexion bien applicable à notre époque, où nous voyons tant de médecins occupés à découvrir des choses connues, et d'autres expérimentant au hasard, sans avoir devant les yeux le vrai but de la science. Je demande, par exemple, si le temps perdu, en certain lieu, à réinventer laborieusement le vitalisme, ne serait pas mieux employé à l'étendre, à le perfectionner.

Quand on recommence sans cesse le travail; quand ce travail

n'est ni divisé, ni ordonné, il est bien certain qu'on s'agite, mais il n'est pas sûr qu'on aille en avant. Les gens qui s'attachent à détruire ce qui est, et font appel à une médecine future, parlent sans cesse de progrès, et bien à tort. Une science qui n'est pas formée ne peut progresser, pas plus que ne peut marcher l'enfant encore au sein de sa mère. Je conviens qu'on a vu naître bon nombre de médecines, conçues en dehors du principe hippocratique; mais qu'est-il arrivé à toutes, sans en excepter une? A peine nées, elles sont mortes, épuisées par l'effort nécessaire, au moment de saisir la vie extérieure, la vie d'indépendance et d'action; leur développement les a tuées. La seule médecine sortie triomphante de l'épreuve du progrès, qui se soit affermie en prenant pleinement possession de l'existence, qui grandisse incessamment sans épuiser sa vitalité, est celle venue du germe hippocratique.

Vous devriez aller à elle par obéissance au nombre et à la qualité des suffrages, mais vous ferez mieux : vous l'adopterez parce que vous en aurez par vous-même vu et compris la vérité. Cette vérité vous échappe-t-elle aujourd'hui; tout n'est pas perdu, si vous êtes assez sage pour vous poser la question suivante : Est-ce la faute de la doctrine? est-ce la faute de ma raison?

« Quand les hommes, dit Hobbes, ont une fois acquiescé à des opinions fausses, et qu'ils les ont authentiquement enregistrées dans leur esprit, il est aussi impossible de leur parler intelligiblement que d'écrire d'une manière lisible sur un papier déjà tout brouillé d'écriture. »

Demandez si ce n'est pas là votre cas, s'il n'y a pas lieu d'effacer en vous des opinions qui y tiennent une place utile, si vous êtes en état de recevoir, d'apprécier la vérité.

Nous avons deux consciences; par l'une, la conscience du cœur, nous affirmons le bon; par l'autre, la conscience de l'esprit, nous affirmons le vrai.

La conscience du cœur s'acquiert aisément, les conditions favorables s'établissant d'elles-mêmes. Cette partie de *la lumière donnée à l'homme venant en ce monde* est comme le soleil : elle éclaire tout ce qui ne se dérobe pas à son contact.

La conscience de l'esprit est autrement difficile à former. On l'achète au prix d'un long exercice, de réflexions profondes, à l'aide d'aptitudes inégalement réparties. Il y a des gens à qui, par suite d'un défaut de développement intellectuel, un ordre entier de connaissances est interdit. Ils ne peuvent saisir les vérités primordiales, qui sont les éléments, le rudiment des sciences. La philosophie (*philosophia omnium mater artium*, Ciceron) donne seule ce privilége. Le lui avez-vous demandé sérieusement, avant de vous placer sur ces bancs ?

O vous, s'il s'en trouve dans cet auditoire, qui ne voulez pas croire à la *force vitale*, parce que, dans vos dissections, vous ne l'avez jamais rencontrée au bout de votre scalpel, qui admettez seulement comme choses réelles les tissus et leurs propriétés, qui rejetez l'idée d'*affection morbide* parce que celle-ci n'a ni forme géométrique, ni couleur, ni formule chimique, vous pourrez passer votre vie à côté de la science médicale, mais vous n'en aurez jamais l'entrée.

Une ressource vous reste : revenez sur vos pas ; donnez-vous, à l'aide de meilleures études, la clairvoyance, la conscience qui vous manquent.

Peut-être sera-ce long et pénible. On l'a dit avec justesse, l'homme gagne son pain spirituel, comme son pain matériel, à la sueur de son front. *Travaille, et tu seras nourri :* ce mot est également vrai dans la sphère des intelligences. Travaillez donc, et vous aurez l'aliment qui, en fortifiant votre esprit, le rendra, sinon l'égal des plus grands, au moins capable de les goûter et de frayer avec eux.

Messieurs,

Je suis chargé d'exposer la partie la plus ardue d'une science déjà bien difficile. Vouloir tout tirer de moi seul serait une haute imprudence ; ma faiblesse personnelle est trop visible. Jamais je ne pourrais susciter en vous, trouver en moi, la confiance indispensable au succès d'un enseignement.

Mais toute crainte disparaît quand je songe aux nombreux et puissants secours dont je dispose. Je me sens grandir de toute la hauteur des hommes de génie sur lesquels je m'appuie. Parlant en leur nom, je suis ici l'autorité. Ma voix se raffermit et prétend se faire écouter. Aussi je monterai hardiment dans cette chaire; je m'y trouverai à l'aise, au niveau de ma tâche.

Pour remplir la vôtre, imitez-moi. Ne vous glorifiez de rien qui vous appartienne; abandonnez-vous docilement à la direction de vos professeurs. Contractez de bonne heure des habitudes de discipline. La discipline vous sera nécessaire tant que vous serez obligés de reconnaître quelque part un supérieur, c'est-à-dire toute la vie. L'émancipation absolue, ne l'oubliez jamais, est l'isolement, la ruine, la folie. Savoir obéir avec intelligence et liberté, c'est l'union, la force, le progrès, la sagesse; c'est la légitimité du droit au commandement, le seul moyen de devenir vraiment maître à son tour.

Un mot encore pour résumer la pensée première de cette leçon:

Dieu lui-même nous a révélé les lois qui conservent la stabilité du monde moral.

La raison humaine, élevée par ses propres efforts à sa plus haute puissance, a découvert les lois du monde scientifique: c'est une révélation par le génie.

Cela constitue deux autorités.

L'affaire importante de notre vie est de connaître d'abord la première, de parvenir ensuite, si nous le pouvons, à la seconde, en nous attachant à chacune par la foi, quand nous sommes certains que la soumission est due.

Les deux autorités n'en font qu'une; elles représentent la puissance qui a réglé les devoirs de nos âmes libres et l'ordre nécessaire du reste de la création. Les vérités scientifiques, comme les vérités religieuses, enseignent la volonté souveraine: *jussus Dei.*

Cette volonté, présidant à l'exécution du même plan providentiel, est partout admirable de concordance et d'harmonie.

Heureux l'homme qui, ayant su la trouver dans chaque série

de connaissances, en a fait la lumière de son cœur et de son esprit. Il réalise en lui l'idée exprimée dans cette phrase du plus beau livre écrit par une plume terrestre :

« Celui pour qui tout est un, qui ramène tout à l'unité, qui voit tout dans l'unité, peut rester ferme et tranquille, car il repose en Dieu (1). »

(1) *Imitation de Jésus-Christ*, liv. I, chap. 3, De la doctrine de la vérité.

FIN.

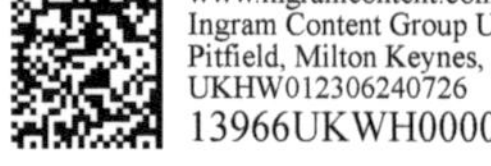

www.ingramcontent.com/pod-product-compliance
Ingram Content Group UK Ltd.
Pitfield, Milton Keynes, MK11 3LW, UK
UKHW012306240726
13966UKWH00004B/1679

9 782012 784840